48 Ricette Veloci Ed Efficaci Per I Postumi Della Sbornia:

Recupera Rapidamente E Naturalmente Con L'utilizzo Di Queste Potenti Ricette

Di

Joe Correa CSN

COPYRIGHT

RINGRAZIAMENTI

Questo libro è dedicatoai miei amici e ai membri della mia famiglia che hanno avuto una lieve o grave malattia cosicchè possano trovare una soluzione e fare i cambiamenti necessari nella vostra vita.

48 Ricette Veloci Ed Efficaci Per I Postumi Della Sbornia:

Recupera Rapidamente E Naturalmente Con L'utilizzo Di Queste Potenti Ricette

Di

Joe Correa CSN

CONTENTUTI

Copyright

Riconoscimenti

Sull'autore

Introduzione

48 Ricette Veloci Ed Efficaci Per I Postumi Della Sbornia: Recupera Rapidamente E Naturalmente Con L'utilizzo Di Queste Potenti Ricette

Ulteriori titoli da quest'autore

SULL'AUTORE

Dopo anni di ricerca, Credo onestamente nel potere che un'alimentazione giusta può avere sul corpo e la mente. La mia conoscenza ed esperienza mi ha aiutato a vivere in modo più sano negli anni e ho iniziato a condividerla con gli amici e la mia famiglia. Più si conosce sul mangiare e bere in modo salutare, prima si vorrà cambiare la propria vita e le proprie abitudini alimentari.

L'alimentazione è l'elemento chiave nel processo di essere salutari e vivere più a lungo, quindi iniziate oggi. Il primo passo è il più importante e il più significativo.

INTRODUZIONE

48 Ricette Veloci Ed Efficaci Per I Postumi Della Sbornia: Recupera Rapidamente E Naturalmente Con L'utilizzo Di Queste Potenti Ricette

Di Joe Correa CSN

C'è un modo semplice di ricordare che tipo di cibo può aiutarti a riprenderti dai postumi della sbornia. Sono quei cibi che tuo nonna avrebbe definito, commestibili: frutta, verdura, pollo, ecc. Nessuna sostanza eccessivamente zuccherata, con sapori artificiali, che assomiglia a del cibo e che si trova in una scatola. Queste sono alcune delle caratteristiche più importanti che il cibo sul tuo piatto devono avere.

Se ti capita di avere un grande flusso di energia seguito da un calo dopo aver mangiato cibi pieni di zuccheri o amido, probabilmente devi stare attento a come il tuo corpo regge gli zuccheri. Dei cali del livello di zuccheri nel sangue, possono aumentare l'effetto dell'alcohol. Potrebbe accadere che bassi livelli di zuccheri nel sangue provocano i sintomi del post sbornia e l'impulso di bere ancora di più. Fortunatamente, i livelli di zuccheri nel sangue rispondo velocemente ai cambiamenti delle scelte alimentari.

Bisogna solo sapere quali cibi hanno un impatto maggiore sul glucosio. Una volta capito ciò, è facile capire che un bicchiere di succo d'arancia, che è molto dolce e viene assorbito velocemente nel proprio organismo, avrà un indice glicemico più alto che un gambo di broccoli, che non sono dolci e impiegano del tempo per essere digeriti.

A meno che non stai masticando dei gambi di canna da zucchero, lo zucchero che mangi normalmente è raffianto. Lo zucchero bianco non contiene vitamine, minerali, fibre, ma solo carboidrati. Lo stesso vale per lo sciroppo di mais che è ricco di fruttosio. Controlla le etichette sui pacchi degli alimenti che compri e scoprirai ogni tipo di cibo in forno o cereali, per nominare alcuni dei cibi influenzati da questa situazione. Lo scirippo di mais è peggio peri l colesterolo dei grassi saturi, aumenta la perdita delle ossa, e contribuisce a far ingrassare il fegato. Per soddisfare il tuo desiderio di dolci, mangia della frutta invece.

Deve essere tutto fresco
Frutta fresca e vedura, da al tuo corpo le fibre, le vitamine e i minerali che possono aiutarti nella guarigione.

Non processati e non raffianti
I cibi non processati e non raffinati sono la chiave per una guarigione rapida. Forniscono vitamine e minerali al tuo corpo che potrebbero mancare con l'assunzione del calcio.

Sono anche probabilmente libere da molti additivi chimici che si trovano nei cibi processati, che può appesantire il fegato dato che dovrebbe lavorare molto per disintossicare queste sostanze.

Colorati

Molti dei nutrienti nei cibi sono in realtà dei pigmenti, questo è il motivo per cui i pomodori sono rossi e i mirtilli blue. Mangiare una grande varietà di colori, dal rosso, arancio, e giallo fino a quelli verdi, blue-viola, ti da un bel mix di questi fotonutrienti (letteralmente «nutrienti delle piante»), composti chimici che gli danno il colore, fragranza, e sapore. Sono necessari per la guarigione perchè, nel nostro corpo, funzionano da natiossidanti (che distruggono i radicali liberi pericolosi), diminuendo le infiammazioni, o rinforzano l'abilità del corpo di dissintossicare le sostanze pericolose.

Organico

Dai una trega al tuo fegato e mangia organico. Dopotutto, questo organo ha già combattuto ababstanza, disintossicando tutto l'alcohol. Alleggerisci la quantità di pesticidi che deve processare, iniziando a comprare cibi organici.

In questo libro troveranno diveri ingredienti per i tuoi bisogni quotidiani. Provali oggi e vedi quello che un pasto bilanciato può fare per il tuo post sbornia.

48 RICETTE VELOCI ED EFFICACI PER I POSTUMI DELLA SBORNIA: RECUPERA RAPIDAMENTE E NATURALMENTE CON L'UTILIZZO DI QUESTE POTENTI RICETTE

Ricette per la Colazione

1.   Pane delizioso alle noci

Ingredienti:

- 1 cucchiaio di miele
- ½ tazza di noci macinate
- 2 tazzas di farina di mandorle
- 1 cucchiaio di estratto di vaniglia
- 1 tazza di panna acida
- ½ cucchiaino di sale marino
- 1 cucchiaino di bicarbonato di sodio
- 2 cucchiai di olio di cocco

Preparazione:

Inserire il miele, la panna, le noci e l'estratto di vaniglia in un frullatore e mischiare per 40 secondi.

Versare il miscuglio in una ciotola e aggiungere la farina, il bicarbonato di sodio, e il sale. Girare bene con una forchetta o con un mixer elettrico per ottenere un impasto omogeneo.

Versare l'olio di cocco su una teglia. Pre-riscaldare il forno a 121°C. Il pane impiega circa 40 minuti per crescere. Quando inizia a crescere, riuovere dal fuoco e far riposare per almeno 2 ore prima di mangiarlo.

Il sapore dolce di questo pane è perfetto per la colazione.

Informazioni nutrizionali per porzioni: Kcal: 90 Proteine: 1.1g, Carboidrati: 11.2g, Grassi: 4.2g

2.   Pancake ripieni di mandorle

Ingredienti:

- 1 tazza di farina alle mandorla
- ½ tazza di mandorle tritate
- ½ tazza di latte
- 1 tazza di latte di mandorle
- ½ tazza di acqua
- sale
- Un pizzico di cannella
- 1 cucchiaio di olio d'oliva

Preparazione:

Creare quest'impasto omogeneo con la farina di mandorla, le mandorle, il latte, il latte di mandorle, sale e acqua, usando un mixer elettrico. Aggiungere la cannella per insaporire – ¼ cucchiaino è sufficiente. Friggere a calore medio per circa 3-4 minuti su ogni lato, o finchè non diventà marroncino chiaro. A seconda dei tuoi gusti, puoi guarnirlo con le fragole, i mirtilli freschi, fette di banana, ecc.

Informazioni nutrizionali per porzioni: Kcal: 150 Proteine: 6.3g, Carboidrati: 4.4g, Grassi: 13.5g

3.   Fiocchi d'avena al burro d'arachidi

Ingredienti:

- 1 tazza di amaranto, cotto
- 1 tazza di latte di mandorla senza zucchero
- 2 cucchiai di burro di arachidi organico
- 1 cucchiaio di zuppa di fragole
- 1 cucchiaino di cannella

Preparazione:

Posizionati gli Ingredienti in una ciotola e mescolare bene finchè il miscuglio è omogeneo. Se necessario, aggiungere dell'acqua. Versare versare il miscuglio in bicchieri altri e lasciare in frigo per una notte.

Informazioni nutrizionali per porzioni: Kcal: 278 Proteine: 10.3g, Carboidrati: 35.5g, Grassi: 10.2g

4.   Omelette di ananas con mandorle

Ingredienti:

- 3 fette spesse di ananas, sbucciato
- 2 uova
- ½ tazza di mandorle, tritate
- ½ cucchiaino di sale marino

Preparazione:

Aggiungere le uova in una ciotola e sbatterle bene per combinare il tutto. Aggiungere le mandorle tritate e mischiare bene. Condire con sale.

Usare una padella anti-aderente. Friggere le fette di ananas per circa 2-3 minuti su ogni lato, finchè non diventano dorate. Abbassare il fuoco. Versare il miscuglio di uova nella padella e friggere per altri minuti, girando costantemente. Rimuovere dal calore e buon appetito!

Informazioni nutrizionali per porzioni: Kcal: 185 Proteine: 4.4g, Carboidrati: 4.8g, Grassi: 10.3g

5. Sandwich di avocado

Ingredienti:

- 2 fette spese di avocado, snocciolate
- ½ tazza di funghi button, freschi
- 4 fette di lattuga

Preparazione:

Scaldare la padella anti-aderente (puoi usare anche una griglia). Tagliare a fette i funghi, a metà e aggiungere nella padella. Cuocere per circa 3-4 minuti, a calore medio, finchè l'acqua non evapora. Rimuovere dalla padella e far raffreddare peru n pò. Usare le fette di avocado e preparare un sandwich gustoso.

Informazioni nutrizionali per porzioni: Kcal: 296 Proteine: 14g, Carboidrati: 36.1g, Grassi: 16.4g

6.   Pancakes al latte di cocco con fragole

Ingredienti:

- 1 bicchiere di latte di cocco
- 2 uova, sbattute
- ½ tazza di panna montata
- 1 bicchiere di acqua
- ½ cucchiaino di sale
- 1 tazza di farina di grano saraceno
- ½ tazza di noci tritate
- ½ tazza di fragole, tagliate
- olio per friggere

Preparazione:

Mischiare bene il latte di cocco, uova, panna montata e acqua in una grande ciotola, usando un mixer elettrico. Aggiungere farina e sale e mischiare bene con un mestolo per rendere l'impasto omogeneo. Ora puoi aggiungere le noci tritate. Scaldare l'olio a temperatura media. Creare dei pancakes con ¼ tazza di impasto. Friggere in olio caldo fino a che si scuriscono leggermente. Guarnire con fragole.

Informazioni nutrizionali per porzioni: Kcal: 630 Proteine: 23.4g, Carboidrati: 86.1g, Grassi: 22.5g

7. Delizia alle mandorle croccanti

Ingredienti:

- 1 tazza di yogurt greco
- ½ tazza di mirtilli congelati
- ¼ tazza di mandorle
- 1 cucchiaio di zucchero

Preparazione:

Unire gli Ingredienti in un mixer per 30 secondi. Versare il miscuglio in un bicchiere alto e lasciare nel congelatore per circa un ora.

Informazioni nutrizionali per porzioni: Kcal: 289 Proteine: 11.6g, Carboidrati: 46.3g, Grassi: 7.9g

8.   Pancakes di Banana

Ingredienti:

- 1 tazza di banane a fette
- ½ tazza di farina di riso
- ½ tazza di latte scremato
- ½ tazza di latte di mandorle
- 3 cucchiaio di brown sugar
- 1 cucchiaino di estratto di vaniglia
- 2 uova
- 1 cucchiaio di olio d'oliva

Preparazione:

Unire le fette di banana, la farina di riso, il latte scremato e il latte di mandorle in una ciotola e mischiare con un mixer elettrico, finchè il miscuglio è omogeneo. Coprire e far riposare per 15 minuti.

In un'altra ciotola, mischiare la crema di mandorle con lo zucchero, l'estratto di vaniglia e le uova. Sbattere con una forchetta, o meglio con un mixer elettrico. Vuoi ottenere un impasto molto spumoso. Mettere da parte.

Versare dell'olio d'oliva in una padella per friggere. Usare ¼ tazza di miscuglio di banane per creare un pancake. Friggere il pancake per 2-3 minuti su ogni lato. Questo miscuglio dovrebbe creare 8 pancakes.

Cospargere 1 cucchiaio di miscuglio di crema di mandorle su ogni pancake e servire.

Informazioni nutrizionali per porzioni: Kcal: 276 Proteine: 4.2g, Carboidrati: 55.8g, Grassi: 2.9g

9.   Frullato di Quinoa

Ingredienti:

- 1 tazza di quinoa, cotta
- 1 banana
- ½ tazza di fragole
- 1 tazza di yogurt a basso contenuto di grassi
- 1 tazza di latte scremato
- 1 cucchiaino di baccelli di vaniglia
- 1 cucchiaino di miele

Preparazione:

Unire gli Ingredienti in un mixer per alcuni minuti, finchè il miscuglio è omogeneo. Far raffreddare in un frigo per un pò.

Informazioni nutrizionali per porzioni: Kcal: 151 Proteine: 3.1g, Carboidrati: 35.4g, Grassi: 1.8g

Ricette per il pranzo

10.   Burritos semplici con manzo

Ingredienti:

- 900g di bistecca

- 1 cipolla media, tagliata finemente

- 4 spicchi d'aglio, schiacciati

- 1 peperone verde piccante medio, a dadini

- 140g di salta di peperoncini piccante

- 1 cucchiaino di sale

- ½ cucchiaio di pepe Cayenne

- 1 cucchiaio di prezzemolo, tagliato finemente

- 3 cucchiai di olio extra vergine d'oliva

Altro:

- 10 tortillas

- 2 pomodori maturi

- 10 foglie di lattuga iceland

- 1 tazza di formaggio Cheddar grattugiato
- ¾ tazza di granturco

Preparazione:

Scaldare l'olio in una grande padella, a temperatura media. Indorare la carne su entrambi i lati e rimuovere dal calore.

Trasferire in una padella a lenta cottura e aggiungere la cipolla tagliata finemente, l'aglio schiacciato, il prezzemolo e il peperoncino piccante a dadini. Condire con sale, pepe Cayenne, e aggiungere la salsa di peperoncino piccante. Aggiungere abbastanza acqua per coprire ½ la carne – circa 3 tazze.

Abbassare il fuoco, coprire e cuocere per 5 ore. Controllare occasionalmente per controllare ci sia abbastanza acqua.

Dopo 5 ore, rimuovere il coperchio e far cuocere finchè l'acqua evapora. Rimuovere dai fornelli e far raffreddare.

Usando un coltello affilato, tagliare finemente la carne e trasferire in un piatto.

Scaldare le tortillas nel microonde per circa un minuto. Cospargere la carne su ogni tortilla, aggiungere il pomodoro a fette, la lattuga, il grano saraceno e il formaggio Cheddar.

Suggerimenti per servire:

Spruzzare del peperoncino tritato, la polvere di aglio, il pepe Cayenne, o altre spezie prima di servire.

Informazioni nutrizionali per porzioni: Kcal: 431 Proteine: 26.9g, Carboidrati: 33.4g, Grassi: 20g

11. Tacos di pollo e fagioli neri

Ingredienti:

- 675g di petto di pollo, senza ossa e pelle

- 2 pomodori maturi, pelati e a fette

- 2 spicchi d'aglio, schiacciato

- ½ tazza di cetriolo tagliato

- 2 cucchiai di salsa di pomodoro

- ¼ tazza di succo di lime fresco

- ½ cucchiaino di sale

- 2 cucchiai di pepe Cayenne

- ¼ cucchiaino di pepe nero, macinato

- 2 cucchiai di olio extra vergine d'oliva

Altro:

- 425g, una lattina di fagioli neri

- 1 cipolla media, tagliata finemente

- 1 tazza di lattuga

- 1 grande pomodoro tagliato finemente

- 200g / 1 lattina di salsa verde

- ½ cucchiaino di peperoncino in polvere

- ½ cucchiaino di sale

- 6 tacos

- 2 cucchiai di olio extra vergine d'oliva

Preparazione:

Unire i pomodori, l'aglio, il cetriolo, la salsa di pomodoro, succo di lime, sale, pepe cayenne, pepe nero, e olio d'oliva in una pentola a cottura lenta. Posizionare il pollo nella padella e aggiungere l'acqua per coprire 1/3 del pollo. Abbassare il fuoco e cuocere per 3 ore, o finchè la carne è tenera. Controllare che ci siamo sufficiente acqua in una padella a fuoco lento.

Quando la carne è pronta, coprire con un coperchio e alzare i fornelli. Cuocere finchè l'acqua evapora. Rimuovere dai fornelli e far raffreddare.

Tagliare finemente il filetto di pollo – in bocconcini. Mettere da parte.

Scaldare i rimanenti 2 cucchiai di olio d'oliva in una padella anti-aderente media. Aggiungere la cipolla a fette e soffriggere finchè diventa traslucida. Aggiungere i fagioli, la salsa verde, il peperoncino in polvere e il sale. Ridurre il fuoco al minimo e far cuocere a fuoco lento per circa 10 minuti, finchè il miscuglio si ispessisce.

Servire il miscuglio della salsa verde con la carne, i taco, i pomodori e la lattuga.

Suggerimenti utili:

Se vai di fretta, alzare la temperatura dei fornelli e ridurre il tempo di cottura a 1 ora.

Informazioni nutrizionali per porzioni: Kcal: 266 Proteine: 28.8g, Carboidrati: 11.8g, Grassi: 11g

12. Petto di pollo all' aglio

Ingredienti:

- 1,3 Kgs di petto di pollo
- 1 ½ tazza di brodo di pollo
- 1/8 cucchiaio di pepe
- 2 spicchi d'aglio tritati
- ½ cucchiaio di polvere di aglio

Preparazione:

Inziamo con una ricetta abbastanza semplice, prendere la pentola a cottura lenta e inserirvi il petto di pollo. Poi, aggiungere il brodo di pollo, l'aglio in polvere e il pepe. Spruzzare gli spicchi d'aglio tritato. Abbassare il fuoco e cuocere per 4 - 6 ore. Oppure abbassare le impostazioni a «caldo» e cuocere il pollo per altre 8 ore. In entrambi i casi, la ricetta rimane la stessa.

Informazioni nutrizionali per porzioni: Kcal: 199 Proteine: 18.6g, Carboidrati: 2g, Grassi: 12.8g

13.   Semi di Chia

Ingredienti:

- 1 tazza di semi di chia
- 1 tazza di crema a basso contenuto di grassi
- 2 spicchi di aglio, tagliati
- 1 cucchiaino di zenzero tritato
- ¼ cucchiaino di sale
- 2 piccoli peperoni piccanti
- 1 piccola cipolla a fette

Preparazione:

Usare 3 tazze di acqua e portare a bollore. Inserire i semi di chia e cuocere per 30 minuti a fuoco basso. Quando diventano teneri, aggiungere e spezie e mischiare bene. Cuocere per circa 5-10 minuti a temperatura bassa, girando costantemente. Guarnire con panna senza grassi.

Informazioni nutrizionali per porzioni: Kcal: 211 Proteine: 9.6g, Carboidrati: 18.6g, Grassi: 14.1g

14.   Zuppa di ceci e peperoncino piccante

Ingredienti:

- 2 cucchiaini di semi di cumino

- ½ tazza di fiocchi di peperoncino

- ½ tazza di lenticchie

- 1 cucchiaio di olio d'oliva

- 1 cipolla rossa, tagliata

- 3 tazze di brodo vegetale

- 1 tazza di pomodori in lattina, interi o tagliati

- ½ tazza di ceci

- una manciata di coriandolo, tagliato grossolanamente

- 4 cucchiai di yogurt Greco

Preparazione:

Riscaldare una grande padella a temperatura media. Aggiungere i semi di cumine e i fiocchi di peperoncino. Cuocere brevemente per circa un minuto. Ridurre la fiamma e aggiungere cipolla, lenticchie, il brodo, e i pomodori. Cuocere per 15 minuti, o finchè le lenticchie si inteneriscono.

Trasferire in un mixer e mischiare finchè non diventa una purea. Rimuovere dal mixer e versare la zuppa nella padella. Ora, aggiungere i ceci e alzare la fiamma.

Condire con sale e pepe e coriandolo. Guarnire con yogurt prima di servire.

Informazioni nutrizionali per porzioni: Kcal: 244 Proteine: 14.2g, Carboidrati: 37.6g, Grassi: 5.1g

15.   Legumi freschi– alla messicana

Ingredienti:

- 1 ½ tazza di legumi freschi, tagliati

- 1 ½ cucchiaio di peperoncino rosso in polvere o un cucchiaio di pepe Cayenne

- 1 ½ cucchiaio di cipolla o 1 cucchiaio di polvere di cipolla

- ¾ cucchiaino di origano

- ¾ cucchiaino di polvere di aglio

- ¾ cucchiaino di cumino macinato

- ¾ cucchiaino di sale

- 3 tazze di acqua per iniziare (aggiungerne dell'altra durante la preparazione)

Preparazione:

Sarebbe meglio immergere i legumi per una notta in acqua. Lavarli e inserire in una padella e coprire con molta acqua e tenerli immersi per 24 ore. Scolare i legumi. In una grande padella, spargere i legumi e aggiungere i 3 tazze di acqua. Aggiungere le spezie e cuocere a temperatura media finchè i legumi sono morbidi a sufficienza da poter essere schiacchiati. Avrai bisogno di aggiungere altra acqua dato che i legumi la assorbiranno durante la cottura. Aggiungere metà tazza di acqua alla volta, tanto da mantenere il composto umido con del liquido visibile. Il processo intero di cottura durerà circa 45 minuti. I legumi saranno morbidi da mordere. Schiacciare prima di servire.

Informazioni nutrizionali per porzioni: Kcal: 500 Proteine: 38.6g, Carboidrati: 98.6g, Grassi: 1.9g

16. Pollo al pepernocino del Sud-ovest

Ingredienti:

- 4 (113g) di metà di petti di pollo
- 1 (425g) lattina di fagioli pinto
- 3 grandi pomodori, sbucciati e tagliati
- 1 peperone verde medio, a fette
- 1 tazza di cipolle a fette
- 2 spicchi d'aglio, schiacciati
- 2 cucchiai di mais
- 2 cucchiaini di cumino tritato
- 1 cucchiaio di polvere di peperoncino
- ¼ tazza di formaggio Cheddar
- 2 cucchiai di olio vegetale
- ½ cucchiaino di sale

Preparazione:

Scaldare l'olio in una padella, a calore medio. Aggiungere le cipolle e l'aglio. Soffriggere finchè traslucido. Rimuovere dal calore e trasferire in una pentola profonda.

In una grande ciotola, unire il mais con il cumino, il peperoncino, e il sale. Posizionare la carne nella ciotola, agitare bene per incorporare tutto. Trasferire nella pentola.

Aggiungere gli Ingredienti rimanenti e una tazza di acqua. Coprire e abbassare la fiamma. Cuocere per 50 minuti.

Informazioni nutrizionali per porzioni: Kcal: 284 Proteine: 29.3g, Carboidrati: 21.8g, Grassi: 4.1g

17.   Pollo Tex Mex

Ingredienti:

- 450g di petto di pollo, senza ossa e pelle, stracciato in grandi pezzi
- 1 tazza di fagioli secchi pinto
- 1 tazza di mais
- 2 peperoni rossi a fette,
- 2 cipolle, a fette
- 2 cucchiai di farina 00
- 1 tazza di salsa
- ½ cucchiaino di sale
- 1 cucchiaio di pepe Cayenne
- 1 tazza di panna acida
- ¼ tazza di prezzemolo fresco, tagliato finemente

Preparazione:

Unire i fagioli, il peperone a fette, cipollotti, farina, e salsa in una pentola a pressione.

Condire la carne con sale e pepe cayenne e posizionare sul miscuglio di verdure. Aggiungere abbastanza acqua per coprire 1/3 del miscuglio.

Coprire la pentola e abbassare la fiamma. Cuocere per 1 ora.

Servire con 2 cucchiai di panna acida e il prezzemolo.

Fallo in modo diverso:

Pre-riscaldare il forno a 180°C. Dopo che la carne si è intenerita in una pentola a pressione, Infornare per 30 minuti, o finchè la carne diventa croccante. Servire con panna acida e prezzemolo.

Informazioni nutrizionali per porzioni: Kcal: 408 Proteine: 42.9g, Carboidrati: 18.3g, Grassi: 18.6g

18.   Manzo Messicano al forno con riso e fagioli

Ingredienti:

- 900g di carne di manzo macinata, magra

- 1 tazza di riso basmati

- 425g di fagioli neri, cotti

- 425g di pomodori arrostiti al fuoco

- ½ tazza di mais

- 1 peperone verde, tagliato finemente

- 1 peperone rosso, tagliato finemente

- 2 cipolle medie, sbucciate e tagliate finemente

- 2 tazze di brodo di pollo

- 1 cucchiaino di sale

- 1 cucchiaio peperoncino in polvere

- 2 cucchiai di olio vegetale

- ¼ tazza di prezzemolo fresco, tagliato finemente

- ½ tazza di panna acida

Preparazione:

Scaldare l'olio a temperatura alta in una grande padella. Aggiungere le cipolle e soffriggere finchè non sono traslucide. Aggiungere il peperone verde, il peperone rosso, e la carne macinata. Girare bene e continuare a cuocere per altri 5 minuti. Trasferire in una pentola profonda.

Aggiungere il resto degli Ingredienti e coprire. Cuocere per 1 ora circa a fuoco basso.

Guarnire con panna acida e prezzemolo prima di servire.

Informazioni nutrizionali per porzioni: Kcal: 384 Proteine: 19.1g, Carboidrati: 40.3g, Grassi: 16.7g

19. Sandwiche di Manzo au jus

Ingredienti:

- 450g di arrosto di manzo
- 1 cucchiaino di polvere di aglio
- 1 cucchiaino di rosmarino in polvere
- 2 cucchiaini di zuccheri
- 1 ½ tazza di succo di mela fresco
- 2 tazze di brodo di manzo
- ½ cucchiaino di peperoncino in polvere
- 6 panini

Preparazione:

Unire il succo di mela, brodo di manzo, aglio in polvere, rosmarino, peperoncino in polvere, e zucchero in una ciotola media. Girare bene per incoporare il tutto.

Posizionare la carne in una pentola profonda e versarvi il miscuglio di mele. Abbassare il fuoco, coprire e cuocere finchè la carne non si intenerisce.

Dopo circa un'ora, rimuovere la carna dalla pentola. Conservare il liquido. Usando un coltello affilato, tagliare finemente la carne in fette e dividerla per ogni panino. Servire con il brodo ottenuto durante la cottura.

Suggerimento per la presentazione:

Servire con sottaceti e insalata fresca.

Informazioni nutrizionali per porzioni: Kcal: 420 Proteine: 42.2g, Carboidrati: 27.1g, Grassi: 16.4g

20.   Manzo alla Stroganoff

Ingredienti:

- 450g di stufato di manzo
- 2 cucchiai di olio d'oliva
- 2 grandi cipolle, tagliate finemente
- 1 spicchio d'aglio, schiacciato
- 1 tazza di funghi button, a fette
- ½ tazza di Gorgonzola, a fette
- 1 ½ tazza di panna acida
- ½ cucchiaino di sale
- ½ cucchiaino di pepe
- ¼ tazza di acqua
- 3 tazze di riso cotto

Preparazione:

Unire gli ingredienti, eccetto la panna acida, in una pentola a lenta cottura. Coprire e cuocere a cottura media per 3 ore.

Se il fuoco viene alzato al massimo, puoi ridurre il tempo di cottura a 1 ora.

Una volta pronto, aggiungere la panna acida e servire.

Informazioni nutrizionali per porzioni: Kcal: 330 Proteine: 19.9g, Carboidrati: 22.7g, Grassi: 18.4g

21. Zuppa di Hamburger

Ingredienti:

- 450g di carne macinata di manzo, magra

- 1 grande cipolla, sbucciata e a fette

- 2 tazze di fagioli verdi cotti

- 2 grandi carote, a fette

- 2 patate medie, tagliate

- 2 pomodori grandi, sbucciati e tagliati finemente

- 1 cucchiaio di salsa di pomodori

- 3 tazze di acqua

- 1 cucchiaino di sale

- ½ cucchiaino di pepe

- 2 cucchiai di olio vegetale

Preparazione:

Scaldare l'olio in una grande padella a fuoco medio. Aggiungere la cipolla a pezzi e soffriggere per n paio di minuti, o finchè diventa traslucida. Ora aggiungere il manzo macinato, il sale, e il pepe. Continuare a cuocere finchè il manzo è dorato correttamente. Rimuovere dal calroe e trasferire in una pentola a doppio fondo.

Aggiungere le patate a fette, i fagioli verdi, le carote, i pomodori tagliati, e un cucchiaio di salsa di pomodoro. Versare l'acqua sulla verdura e coprire. Cuocere per circa 45 minuti a fuoco medio-alto.

Informazioni nutrizionali per porzioni: Kcal: 165 Proteine: 13.9g, Carboidrati: 14.8g, Grassi: 6.5g

22. Pasta con broccoli e manzo

Ingredienti:

- 400g di carne macinata di manzo

- 480g di pasta

- 340g di broccoli, a fette

- ½ tazza di salsa di pomodoro

- 1 cucchiaio di zucchero

- 1 cucchiaino di origano

- ½ cucchiaino di sale

- ¼ tazza di olio d'oliva

- ½ tazza di formaggio Cheddar, grattuggiata

Preparazione:

Unire la salsa di pomodori, con zucchero, origano, e 4 cucchiai di olio d'oliva. Girare bene.

Scaldare l'olio d'oliva rimanente a temperatura medio-alta. Aggiungere la carne macinata, condire con sale, e cuocere fino ad essere dorata, girando costantemente. Rimuovere dai fornelli. Posizionare i broccoli a fette, nel fondo di una pentoa. Aggiungere la pasta, il manzo macinato, e tomato il miscuglio preparato precedentemente.

Coprire e cuocere, finchè la pasta è pronta. Rimuovere dal calore e cospargere del formaggio grattuggiato Cheddar. Coprire di nuovo per far sciogliere il formaggio.

Servire caldo.

Suggerimenti per la presentazione:

Guarnire con panna acida o yogurt greco.

Informazioni nutrizionali per porzioni: Kcal: 342 Proteine: 28.4g, Carboidrati: 37.3g, Grassi: 8.8g

23. Ziti al forno

Ingredienti:

- 1 confezione (455g) di ziti (pasta)
- 4 grandi pomodori maturi, sbucciati e tagliati grossolanamente
- 3 spicchi d'aglio, schiacciati
- 1 cucchiaino di origano
- 2 cucchiaini di zucchero
- ½ tazza di succo di mela
- ½ cucchiaino di sale
- 3 cucchiai di olio d'oliva

Preparazione:

Scaldare l'olio d'oliva a fuoco medio e aggiungere l'aglio. Soffrigere brevemente e aggiungere pomodori, origano, zucchero, sale e burro. Girare bene e ridurre la fiamma. Cuocere finchè i pomodori sono pronti. Trasferire in una pentola prodonda e unire il tutto con la pasta. Aggiungere il succo di mela e una tazza di acqua.

Cuocere gli ziti al dente.

Informazioni nutrizionali per porzioni: Kcal: 316 Proteine: 19.4g, Carboidrati: 30.8g, Grassi: 12.9g

24. Scaloppine al forno con salsa

Ingredienti:

- 2 metà di petto di pollo, senza ossa e pelle

- ¼ tazza di burro

- 1 spicchio di aglio, schiacciato

- 1 cucchiaino di origano

- ¼ tazza di succo di lime fresco

- 1 tazza di funghi button, tagliuzzati

- ½ tazza di formaggio Gorgonzola a fette

- 1 tazza di panna acida

- 3 cucchiai di parmigiano grattugiato

- ½ cucchiaino di sale

- ½ tazza di farina 00

- 1 cucchiaio di zucchero

- ½ tazza di aceto di sherry

Preparazione:

In una piccola ciotola, unire la farina con la panna acida, lo zucchero, il parmigiano, e il Gorgonzola. Aggiungere il succo di lime fresco e sbattere bene con un mixer, a velocità alta.

Condire ogni fetta di pollo con sale e origano. Posizionarle in una grande padella. Aggiungere il miscuglio cremoso, il vino, i funghi, e l'aglio.

Cuocere per circa 30 minuti, girando costantemente.

Informazioni nutrizionali per porzioni: Kcal: 499 Proteine: 17.9g, Carboidrati: 33.7g, Grassi: 32.1g

25.   Pollo Divan

Ingredienti:

- 2 metà di petto di pollo, a cubetti

- 400g di broccoli

- 1 cucchiaino di zenzero tritato

- 2 cucchiai di olio d'oliva

- 1 tazza di panna acida

- 2 cipollotti, tagliati finemente

- 2 spicchi d'aglio, schiacciati

- ½ tazza di Parmigiano grattugiato

- ½ tazza di pane grattugiato

- ½ tazza di acqua

- 1 cucchiaino di sale

Preparazione:

In una ciotola, unire una tazza di panna acida con l'aglio, il parmigiano, il pane grattugiato, lo zenzero, e l'acqua. Girare bene per combinare tutti gli ingredienti. Aggiungere due cucchiai di olio d'oliva e mischiare nuovamente.

Posizionare gli Ingredienti in una pentola a pressione e cuocere per 30 minuti.

Informazioni nutrizionali per porzioni: Kcal: 244 Proteine: 18.3g, Carboidrati: 14.7g, Grassi: 13.1g

26.   Pollo al miele e aglio in pentola a pressione

Ingredienti:

- 450g di petto di pollo, senza ossa e pelle

- 1 ½ tazze di brodo di pollo

- ½ cucchiaio di pepe nero macinato

- 2 spicchi d'aglio, schiacciati

- ½ cucchiaio di aglio in polvere

Preparazione:

Posizionare il pollo nella pentola a pressione. Successivamente, aggiungere il brodo, l'aglio in polvere e il pepe. Aggiungere gli spicchi d'aglio.

Bloccare il coperchio e cuocere per 25 minuti a temperatura alta.

Informazioni nutrizionali per porzioni: Kcal: 326 Proteine: 32.5g, Carboidrati: 39.9g, Grassi: 14.8g

27.   Cosce di pollo al BBQ

Ingredienti:

- 900g di cosce di pollo con ossa e pelle
- 1 cucchiaio di peperoncino in polvere
- 1 cucchiaio di basilico fresco, tagliato finemente
- ¼ cucchiaino di pepe nero, macinato fresco
- ½ cucchiaino di sale marino
- 1 tazza di acqua di cocco
- 1 cucchiaio di zenzero grattugiato, fresco
- 1 cucchiaio di semi di coriandolo
- 2 spicchi d'aglio, schiacciati

Preparazione:

Posizionare il pollo e l'aglio in una grande pentola. Aggiungere il resto delle spezie, spargendole in modo uniforme sulle cosce di pollo.

Versare l'acqua di cocco e aggiungere il basilico.

Coprire la pentola e cuocere per 40 minuti a fuoco medio.

Dopo circa 40 minuti, rimuovere il coperchio e spegnere il fornello. Far evaporare tutti i liquidi.

Informazioni nutrizionali per porzioni: Kcal: 170 Proteine: 18.4g, Carboidrati: 1.1g, Grassi: 10g

28.   Pollo al formaggio con patate

Ingredienti:

- 2 fette di petto di pollo, a metà

- 3 patate medie, tagliate a fette

- 1 tazza di panna acida

- ¼ tazza di Parmigiano

- ¼ tazza di formaggio Cheddar grattugiato

- 2 cucchiai di yogurt Greco

- 1 cucchiaino di rosmarino

- ½ cucchiaino di sale

- 1 cucchiaio di olio d'oliva

- ¼ cucchiaio di pepe Cayenne

Preparazione:

Aggiungere le patate a fette in una pentola a cottura lenta. Assicurarsi di coprire interamente il fondo.

Condire la carne col sale e posizionare in pentola insieme alle patate. In una ciotola, unire la panna acida, il parmigiano, il formaggio Cheddar, lo yogurt Greco, e l'olio d'oliva, il rosmarino, e il pepe Cayenne. Sbattere il tutto con un mixer a velocità massima.

Versare il miscuglio di formaggio sulla carne e coprire. Far cuocere a fuoco lento per 8 ore.

Informazioni nutrizionali per porzioni: Kcal: 290 Proteine: 14.5g, Carboidrati: 34.5g, Grassi: 11.3g

29. Salmone con Broccolini arrostiti e asparagi

Ingredienti:

- 170g di filetto di salmone fresco senza spine e pelle

Per la salsa marinata

- ¼ tazza di amino di cocco
- ½ cucchiaino di zenzero in polvere
- 2 spicchi d'aglio, tritato
- ½ cucchiaino di sale
- ½ cucchiaino di pepe nero macinato

Per le verdure

- 225g di broccolini
- 225g di asparagi
- 2 cucchiai di ghi
- 1 cucchiaio di succo di limone
- 3 spicchi d'aglio schiacciati
- Un pizzico di sale e pepe nero macinato

Preparazione:

Pre-riscaldare il forno a 205°C, oliare la teglia da forno con il ghi e Mettere da parte.

Unire tutti gli Ingredienti per realizzare la salsa marinata in una ciotola e mischiare per combinare bene.

Posizionare i filetti nella teglia e versare la salsa marinata per coprire i filetti. Mettere da parte.

Aggiungere gli ingredienti per le verdure e gettare sulla carne tutti i condimenti per coprire il tutto. Trasferire le verdure su una teglia da forno. Arrostire i filetti con le verdure in una teglia separata per 15-20 minuti. Bagnare il pesce con la marinata ogni 5 minuti. Rimuovere dal forno. Mettere da parte. Arrostire le verdure finchè sono al dente e cuocere completamente, rimuovere dal forno e trasferire in un piatto da portata.

Servire le verdure e il salmone caldi.

Informazioni nutrizionali per porzioni: Kcal: 360 Proteine: 27.1g, Carboidrati: 23.7g, Grassi: 17.8g

30. Polpettine greche con Avocado e salsa Tzatziki

Ingredienti:

Per le polpette

- 450g di manzo
- 1 piccola cipolla rossa, tritata
- 1 cucchiaino di tritato
- ½ limone organico, sbucciato
- 1 cucchiaino di origano
- ½ cucchiaino di cumino in polvere
- ½ cucchiaino di coriandolo in polvere
- Un pizzico di sale marino e pepe

Per la salsa

- 1 avocado, Sbucciato e snocciolato
- 1 piccolo cetriolo, senza semi e a cubetti
- 1 cucchiaino di aglio tritato
- 1 cucchiaio di cipolla rossa tritata
- 1 succo di limone

- 2 cucchiaini di aneto tritato

- Un pizzico di sale e pepe

Preparazione:

Pre-riscaldare il forno a 178°C. Oliare la teglia con olio e Mettere da parte.

Unire tutti gli Ingredienti per le polpettine e combinare bene formando palline da 5 cm di diametro. Trasferire sulla teglia e infornare per 25 minuti finchè le polpette diventano dorate.

Mentre le polpettine vengono arrostite, aggiungere tutti gli ingredienti per la salsa in un mixer finchè il composta è omogeneo. Trasferire in una ciotola e Mettere da parte.

Quando le polpette sono pronte, trasferire in un piatto da portata e versare la salsa Tzatziki per coprire le polpette.

Servire immediatamente.

Informazioni nutrizionali per porzioni: Kcal: 441 Proteine: 18.3g, Carboidrati: 7.1g, Grassi: 38.2g

31. Saté di pollo al cocco

Ingredienti:

- 450g di petto di pollo, tagliato a striscioline

- 4 cucchiai di cocco tostato e fatto a pezzi

- Per la salsa

- ½ tazza di salsa tahini

- ½ tazza di latte di cocco

- 2 cucchiai di succo di lime

- ½ cucchiaio di aglio tritato

- 1 peperone jalapeno, rimuovendo i semi e tagliandolo

- ¼ cucchiaino di peperoncino in polvere

Preparazione:

Pre-riscaldare il forno ad alta temperatura e posizionando la griglia in cima. Stendere un foglio di carta da forno e mettere da parte. Aggiungere tutti gli ingredienti per la salsa in un mixer e creare un miscuglio grossolano. Trasferire in una ciotola e mettere da parte. Inserire 4-5 strisce di pollo su ogni spiedino, spennellare ¼ della salsa in modo uniforme su ogni fetta e posizionarla sulla carta da forno.

Posizionare il pollo sulla carta da forno in forno e grigliare per 5 minuti. Girare gli spiedini e spennellare con un altro ¼ di tazza di salsa. Grigliare per 5-6 minuti e rimuovere dal forno quando è tutto cotto completamente.

Trasferire su un piatto da portata e versare la salsa rimanente in cima. Cospargere il cocco sul pollo e servire caldo.

Informazioni nutrizionali per porzioni: Kcal: 261 Proteine: 25.5g, Carboidrati: 10.2g, Grassi: 14.1g

32. Pollo all'aglio al forno con funghi

Ingredienti:

- 675g di cosce di pollo senza pelle

- 225g di funghi cremini a fette

- 1 tazza di brodo di pollo fatto in casa

- 1 testa di aglio media, schiacciata e pelata

- 2 cucchiai di burro chiarificato e ghi

- ½ cucchiaino di cipolla in polvere

- ½ cucchiaino di foglie di salvia

- ¼ cucchiaino di pepe cayenne

- ¼ cucchiaino di pepe nero macinato

- ¼ cucchiaino di sale

Preparazione:

Pre-riscaldare il forno a 190°C. Condire il pollo con sale e pepe e mettere da parte.

In una padella, versare il ghi e cuocere ad alte temperature. Una volta che il ghi è ben caldo, scottare i due lati del pollo per 2 minuti. Rimuovere la padella e trasferire su un piatto. Mettere da parte.

Aggiungere il ghi rimanente nella stessa padella e cuocere a fuoco medio-alto. Soffriggere l'aglio finchè è dorato e fragrante. Aggiungere i funghi, Versare il brodo e cuocere finchè inizia a bollire. Rimuovere dalla padella, trasferire in un piatto e mettere da parte. Riportare il pollo in padella e cospargere i funghi in modo uniforme sul pollo. Condire con sale e pepe e infornare per 15 minuti, o finchè è cotto completamente. Rimuovere il pollo dalla padella e posizionare in un piatto da portata. Trasferire i funghi e il condimento in un mixer e mischiale finchè si ottiene un composto uniforme e spesso.

Versare la salsa gravy sul pollo e servire immediatamente.

Informazioni nutrizionali per porzioni: Kcal: 402 Proteine: 51.4g, Carboidrati: 7.9g, Grassi: 20.1g

33.   Zuppa cremosa di zucca e manzo

Ingredienti:

- 1 cucchiaio di ghi
- 450g di carne macinata di manzo
- 1 cipolla, tagliata a metà e affettata
- 2 peperoni jalapenos, senza semi e tagliati
- 2 grandi zucchine, tagliate a cubetti
- 4 tazze di brodo di manzo
- 2 ½ tazze di salsa di pomodori
- 2 tazze di purea di zucca
- ½ cucchiaio di aglio in polvere
- ½ cucchiaio di origano

Preparazione:

Aggiungere metà ghi in una grande pentola e scaldare a fuoco medio-alto. Dorare il manzo per 6 -7 minuti o finchè è cotto. Rimuovere dalla pentola e trasferire in una ciotola. Aggiungere il ghi rimanente nella ciotola e soffriggere le cipolle, i peperoni e le zucchine per 5 minuti, o finchè le verdure sono al dente e tenere. Aggiungere un cucchiaio di acqua, cuocere staccando la parte che si è attaccato al forno. Reinserire il manzo, versare nella purea di zucca, salsa di pomodoro e il brodo fino a farlo bollire. Ridurre il calore al minimo, condire con sale, aglio in polvere, e origano e cuocere a fuoco lento per 15-20 minuti girando occasionalmente.

Una volte che la zucca si ispessisce, rimuovere dal calore e dividere in porzioni. Guarnire con origano e servire caldo.

Informazioni nutrizionali per porzioni: Kcal: 80 Proteine: 4.3g, Carboidrati: 16g, Grassi: 1.4g

34. Pollo ripieno di aglio arrostito e carciofi

Ingredienti:

- 6 filetti di petto di pollo, tagliato
- ½ tazza di spinaci baby
- Peri l ripieno
- 8 spicchi d'aglio, sciacciati e pelati
- 10 carciofi medi
- 1 cucchiaino di sale
- ½ cucchiaino di pepe bianco macinato
- 1 tazza di prezzemolo tritato
- 4 cucchiai di ghi o olio extra vergine d'oliva

Preparazione:

Pre-riscaldare la griglia ad alte temperature e spennellare la griglia con dell'olio. Aggiungere tutti gli ingredienti peri l ripieno eccetto l'olio, in un mixer e frullare finchè diventa un miscuglio grossolano. Mischiare di nuovo aggiungendo un filo d'olio.

Riempire ogno fetta di pollo con una quantità uguale di carciofi e spinaci baby.

Arrotolare i filetti e chiudere gli angoli con degli spieghini imbevuti. Condire con sale e e pepe bianco e condire con dell'olio.

Ridurre la temperatura della griglia e cuocere per 6 minuti un lato in modo omogeneo e altri 5 minuti per un'altro lato.

Una volta che il pollo è pronto, trasferire su un piatto da portata e servire con prezzemolo spezzettato in cima.

Informazioni nutrizionali per porzioni: Kcal: 514 Proteine: 44.8g, Carboidrati: 14.8g, Grassi: 32.1g

35.   Crema di zucca

Ingredienti:

- 1 ½ tazza di latte di cocco

- ½ tazza di mandorle pecan, tagliate grossolanamente

- 2 banane mature, a fette

- 3 cucchiai di burro di mandorle

- 4 uova

- ¼ cucchiaino di cannella

- 1 ½ tazza di purea di zucca

Preparazione:

Pre-riscaldare il forno a 180°C.

Aggiungere tutti gli ingredienti in una ciotola, mescolare con un mixer a velocità media per circa 5 minuti o finchè tutto e combinato. Trasferire tutto su una teglia oliata e spargervi le noci tagliate. Infornare per 30 minuti o finchè il composto è pronto. Rimuovere dal forno e far riposare per 10 minuti.

Far riposare per 30 minuti prima di servire caldo.

Informazioni nutrizionali per porzioni: Kcal: 207 Proteine:

87.9g, Carboidrati: 48g, Grassi: 20g

36. Omelette bianca

Ingredienti:

- 1 cucchiaino di olio d'oliva

- 1 tazza di albumi, sbattuti

- 1 tazza di petto di pollo

- 1 mela matura, sbucciata e senza nocciolo

- ½ tazza di cavoli verdi

- 2 cucchiai di nocciole tritate

- Un pizzico di sale e pepe

Preparazione:

In una padella, aggiungere dell'olio e scaldare a fuoco medio-alto. Aggiungere il pollo, condire con sale e pepe e cuocere finchè la carne diventa dorata. Aggiungere le mele e cuocere per 1 minuto o finchè sono al dente e tenere. Trasferire su un piatto e mettere da parte. Aggiungere il cavolo in padella, cuocere per 1 minuto e inserire di nuovo il pollo e le mele. Versare le gli albumi nella padella spargendo in modo omogeneo e aggiungere delle nocciole.

Coprire e cuocere a fuoco basso. Cuocere per 5 minuti o finchè le uova sono ferme e cotte.

Posizionare su un piatto da portata e servire immediatamente.

Informazioni nutrizionali per porzioni: Kcal: Proteine: 4.4g, Carboidrati: 23g, Grassi: 3g

37.   Salmone con pomodori

Ingredienti:

- 1 tazza di pomodori ciliege, a cubetti

- 1 cucchiaio di olio d'oliva

- 4 filetti di salmone (170g)

- 2 cucchiai di pasta di curry rosso

- ¼ tazza di basilico fresco, fatto a pezzi

- Un pizzico di sale e pepe

Preparazione:

Pre-riscaldare il forno a 205°C. Oliare leggermente una teglia bordata. Mettere da parte. Aggiungere i pomodori a cubetti, il pepe, sale e 1 cucchiaio di pasta di curry rosso in una ciotola e combinare il tutto. Posizionare poi su una carta da forno oliata e cospargere interamente.

Coprire i filetti con la pasta di curry e spruzzare del sale e pepe su entrambi i lati. Posizionare i filetti sulla salsa di pomodori e arrostire in forno per circa 20 minuti. Sarà pronto quando il pesce verrà facilmente sgretolato da una forchetta.

Trasferire il pesce e i pomodori su un piatto da portata e servire caldo con il basilico a pezzi.

Informazioni nutrizionali per porzioni: Kcal: 248 Proteine: 34.7g, Carboidrati: 3.6g, Grassi: 9.7g

38.   Zuppa di broccoli

Ingredienti:

- 1 tazza di broccoli a pezzi
- 1 piccola carota
- 1 piccola cipolla
- un pizzico di sale
- pepe
- olio

Preparazione:

Lavare le cipolle e le catore, senza tagliarle. Unire ai broccoli in acqua salata e cuocere. Quando le verdure sono pronte, unirle in un mixer. Far bollire l'acqua delle verdure e aggiungere dell'olio. Cuocere finchè il miscuglio si ispessisce, aggiungere le verdure e cuocere per altri 5-7 minuti. Servire caldo.

Informazioni nutrizionali per porzioni: Kcal: 150 Proteine: 5.2g, Carboidrati: 15.4g, Grassi: 7g

39. Agnello al cocco

Ingredienti:

- ½ tazza di olio di cocco

- 1 peperone verde, a cubetti

- 1 peperone giallo, a cubetto

- Un pizzico di sale e pepe

- 675g di pezzi di agnello

- 1 tazza di olive verde

- 6 pomodori, a fette

- 1 cipolla, sbucciata

- Una manciata di prezzemolo

Preparazione:

Scaldare l'olio in una pentola. Aggiungere i peperoni i pomodori, il sale, le olive, pepe, prezzemolo e cipolla.

Soffriggere l'agnello in una padella separata. Una volta soffritto, trasferire in un'altra padella.

Aggiungere le spezie e il tuo agnello al cocco è pronto.

Informazioni nutrizionali per porzioni: Kcal: 280 Proteine: 15.9g, Carboidrati: 23.6g, Grassi: 14g

40. Pasta di rico con cavolo riccio

Ingredienti:

- 8 tazze di cavolo riccio, tagliare finemente, rimuovendo gli steli

- 2 pomodorini, tagliati

- 170g di spaghetti di farina di riso

- 1/3 tazza di mandorle arrostite

- 2 cucchiai di olio d'oliva

- 2 spicchi d'aglio tagliato

- ¼ tazza di Pecorino grattugiato

- 1 cipolla rossa, a fette

- Un pizzico di pepe nero e sale dell' Himalaya

Preparazione:

Bollire gli spaghetti seguendo le istruzioni sul pacchetto. Scolare gli spaghetti ma trattenere ¼ tazza di acqua.

Scaldare la padella a temperatura medio-alta. Versare l'olio d'oliva. Una volta che l'olio è caldo, aggiungere il sale, il pepe, l'aglio e la cipolla. Cuocere gli ingredienti finchè diventano dorati, o per circa 5 minuti. Poi aggiungere il cavolo e cuocere per altri 3 minuti finchè il cavolo è tenero. Aggiungere i pomodori e cuocere al dente.

Guarnire con del sale dell'Himalaya.

Versare questo miscuglio sugli spaghetti e aggiungere il condimento. Agitare gli spaghetti per combinare tutto.

Informazioni nutrizionali per porzioni: Kcal: 314 Proteine: 9.6g, Carboidrati: 38.8g, Grassi: 14.6g

41.　Wild Alaskan salmon fillet

Ingredienti:

- 2 pezzi di felitti di Salmone dell'Alaska, circa 1,5Kg ciascuno
- 1 cucchiaio di pepe rosso
- 1 cucchiaio di peperoncino di polvere
- 2 cucchiai di sale dell'Himalaya
- 1 cucchiaio di noce moscata
- 1 cucchiaio di aglio in polvere
- 1 cucchiaio di pepe nero
- 1 ½ cucchiaio di brown sugar
- 2 cucchiai di sedano
- 2 cucchiai di maggiorana

Preparazione:

Questa ricetta è incredibilmente semplice da realizzare, come potrete vedere dai diversi step elencati sotto:

Strofinare le spezie sul salmone. Sii generoso e assicurati di coprire l'intero pezzo di carne con le spezie. Applicare uno strato di olio d'oliva dopo aver applicato le spezie.

Inserire il salmone sulla griglia. Il lato pieno di spezie è quello che viene posizionato in basso. Cuocere da entrambi i lati, il salmone per circa 10 minuti e fatene una scorpacciata!

Informazioni nutrizionali per porzioni: Kcal: 131 Proteine: 4.4g, Carboidrati: 23g, Grassi: 3g

42.   Hamburger di manzo con mirtilli

Ingredienti:

- 340g di carne macinata di manzo

- 2 cucchiaini di mostarda

- Un pizzico di sale dell'himalaya e pepe

- 1/3 tazza di mirtilli freschi

- 1 cucchiaino di salsa di pomodori organici

- 2 spicchi d'aglio tritati

- panini senza-glutine

Preparazione:

Inserire i mirtilli e salsa di pomodori, sale, pepe, mostarda, aceto e aglio in un mixer e mischiare tutto. Poi versare il miscuglio in una grande ciotola.

Aggiungere il manzo in una ciotola e unire al resto degli ingredienti. Dividere il miscuglio in porzioni per creare hamburger.

Grigliare gli hamburger per 5 minuti per lato. Posizionarli nei panini con i condiementi più graditi.

Informazioni nutrizionali per porzioni: Kcal: 206 Proteine: 18.6g, Carboidrati: 13.7g, Grassi: 9.1g

43.   Bistecca con funghi

Ingredienti:

- 675g di bistecca di manzo

- 2 peperoni rossi, tagliati

- 1 cipolla bianca, tagliata a metà e poi finemente

- 227g di funghi tagliati in quattro

- 2 cucchiaini di aglio tritato

- 2 pizzichi di cumino

- 2 pizzichi di peperoncino in polvere

- 1 avocado maturo, a fette

- 1 cucchiaio di ghi

- Sale e pepe nero macinato

Per la salsa marinata

- 3 cucchiai di olio extra vergine di oliva

- 2 cucchiaini di aglio tritato

- 3 cucchiai di succo di lime

- ½ cucchiaino di cumino

- ½ cucchiaino di peperoncino in polvere

- ½ cucchiaino di pepe cayenne

- ½ cucchiaino di sale

- ½ cucchiaino di pepe nero macinato

Preparazione:

Unire tutti gli ingredienti per la marinata in una ciotola, aggiungere la carne e agitare per combinare con la salsa marinata. Far riposare per circa 1 ora nel frigo.

Pre-riscaldare il grill a temperatura medio-alta. Rimuovere la bistecca dalla marinara e grigliare per 5-6 minuti per lato. Girare e cuocere l'altro lato per 5 minuti, trasferire su un tagliere e far riposare per 10 minuti.

In una padella, aggiungere il ghi e scaldare a temperatura medio-alta. Soffriggere la cipolla, l'aglio e il peperone per 5 minuti e aggiungere i funghi. Cuocere per 2 minuti e aggiungere il cumino e il peperoncino in polvere. Condire con sale e pepe, cuocere per 2 minuti e rimuovere dai fornelli.

Affettare finemente la bistecca e posizionare su un piatto da portata. Aggiungere le verdure soffritte e l'avocado e servire immediatamente.

Informazioni nutrizionali per porzioni: Kcal: 265 Proteine: 34.7g, Carboidrati: 9.7g, Grassi: 9.1g

44. Lamb chops

Ingredienti:

- 900g di lombata di agnello, tagliata
- Sale e pepe nero macinato

Per la salsa marinata

- 6 spicchi d'aglio schiacciato
- 1 cipolla rossa, a cubetti
- 1 cucchiaio di foglie di rosmarino tritato
- 2 peperoncini rossi dei caraibi, senza semi e a dadini
- 1 scalogno medio, tagliato
- 1 cucchiaino di mix di spezie
- 2 cucchiai di olio extra vergine d'oliva

Preparazione:

Unire tutti gli Ingredienti per la salsa marinara in un mixer e mischiare fino ad ottenere un composto grossolanamente frullato. Trasferire in una ciotola. Mettere da parte.

Condire la carne con sale e pepe su entrambi i lati e aggiungere la salsa marinata. Coprire tutta la carta e far riposare per 1 ora.

Pre-riscaldare la griglia a temperatura medio-alta e spennellare leggermente la griglia con dell'olio. Grigliare l'agnello per 8-10 minuti su un lato, girare e cuocere l'altro lato per 8-10 minuti. Trasferire su un piatto

Far riposare per 5 minuti prima di servire.

Informazioni nutrizionali per porzioni: Kcal: 226 Proteine: 15.9g, Carboidrati: 2g, Grassi: 17.6g

45. Maiale grigliato e patate dolci

Ingredienti:

Per le patate dolci

- 2 patate dolci medie, tagliate in quattro
- 1 cucchiaio di olio extra vergine di oliva
- ½ cucchiaino di pepe rosso
- ½ cucchiaino di cannella
- Un pizzico di sale
- Un pizzico di pepe nero

Per i pezzi di maiali

- 4 pezzi di maiale organico
- ½ cucchiaio di pepe rosso
- Sale e pepe nero macinaro

Per la salsa al mango

- ½ tazza di mango maturo in purea
- 1 cucchiaio di ghi
- 1 cucchiaio di aceto di mela

- Un pizzico di pepe nero

Preparazione:

Aggiungere tutti gli Ingredienti per la salsa in una padella e scaldare a temperatura media. Cuocere per 5 minuti o finchè inizia a bollire e girare occasionalmente. Trasferira in una ciotola. Mettere da parte.

In una ciotola a parte, aggiungere le patate e aggiungere gli ingredienti secchi. Aggiungere l'olio e girare bene per combinare il condimento. Condire i pezzi di maiale con sale e pepe su entrambi i lati. Mettere da parte.

Pre-riscaldare la griglia a temperatura media e spennellare la griglia con dell'olio. Grigliare le patate su un lato del grill e il maiala sull'altro lato. Prendere ½ salsa di mango e spennellarla su ogni lato della carne.

Grigliare le patate per 10 minuti su ogni lato e girare per cuocere sull'altro lato per 10 minuti. Grigliare i pezzi di maiale per 6-8 minuti su ogni lato, cuocere la carne sell'altro lato per altri 6 minuti o finchè è cotto completamente.

Posizionare le maiale e le patate su un piatto da portata e servire con della salsa di mango.

Informazioni nutrizionali per porzioni: Kcal: 470 Proteine:40.1 g, Carboidrati: 65.5g, Grassi: 6g

46.   Bistecca T-bone grigliata

Ingredienti:

- 4 bistecche T-bone di manzo

- olio extra vergine di olia, per oliare

- 2 cucchiai di paprika

- 1 cucchiaino di cipolla in polvere

- 1 cucchiaino di polvere di aglio

- 1 cucchiaino di peperoncino in polvere

- 1 cucchiaino di coriandolo

- ½ cucchiaino di sale

- ½ cucchiaino di pepe nero macinato

Preparazione:

Pre-riscaldare la griglia a gas ad alta temperatura e spennellare la griglia con olio. Unire tutti gli ingredienti secchi in una ciotola. Mischiare il miscuglio in modo omogeneo su entrambi i lati della bistecca e grigliare per 5-6 minuti su ogni lato. Girare per cuocere dall'altro lato per altri 5-6 minuti e controllare la temperatura e la consistenza desiderata Trasferire su un piatto con carta per 10 minuti prima di servire.

Informazioni nutrizionali per porzioni: Kcal: 171 Proteine: 13g, Carboidrati: 18.3g, Grassi: 5.2g

47.   Gamberi grigliai con spezie e limone

Ingredienti:

- 450g di gamberi freschi puliti e senza viscere

- 1 limone organico, tagliato

- 1 cucchiaio di prezzemolo tritato

Per la salsa marinata

- 4 cucchiai di ghi o olio di extra vergine di oliva

- 1 cucchiaino di aglio tritato

- 2 cucchiai di succo di limone

- ½ cucchiaino di sale

- ½ cucchiaino di pepe nero macinato

- ½ cucchiaino di foglie di timo secco

- ½ cucchiaino di origano

Preparazione:

Unire tutti gli ingredienti per la salsa marinata in una ciotola media e mischiare per combinare il tutto. Coprire i gamberi con la salsa marinata. Coprire la ciotola e far riposare per 1 ora per far marinare i gamberi.

Pre-riscaldare il grill a temperatura alta e oliare. Inserire 2-3 gamberi su ogni spiedino, spennellare con la salsa marinata e griglia per 3 minuti su ogni lato. Cuocere dall'altro lato per altri 3 minuti e trasferire su un piatto da portata.

Servire caldo con le fette di limone e spruzzare con prezzemolo.

Informazioni nutrizionali per porzioni: Kcal: 112 Proteine: 1.1g, Carboidrati: 2.7g, Grassi: 11.6g

48.   Bistecca con salsa chimichurri

Ingredienti:

Per la bistecca

- 450g di bavetta di manzo
- Sale e pepe nero macinato

Per la salsa

- ½ tazza di prezzemolo tritato
- ½ tazza di coriandolo
- ¾ tazza di olio extra vergine d'oliva
- 3 cucchiai di aceto di vino rosso
- 2 cucchiaini di aglio tritato
- 1 cucchiaino di pepe rosso
- ½ cucchiaino di sale
- ½ cucchiaino di pepe nero macinato

Preparazione:

Aggiungere tutti gli Ingredienti per la salsa in un mixer e frullare finchè il miscuglio e frullato grossolanamente. Trasferire in una ciotola. Mettere da parte.

Pre-riscaldare la griglia o il carbone a temperatura alta e spennellare leggermente la griglia con olio.

Condire la bistecca con sale e pepe nero macinato e grigliare per 5-6 minuti su ogni lato. Girare e grigliare dall'altro lato per 5-6 minuti. Controllare la temperatura della carne prima di rimuoverla dalla griglia. Per una cottura media, la griglia deve raggiungere 130°C. Quando la bistecca è pronta, trasferire su un tagliere e far riposare per circa 6 minuti. Affettare la bistecca e trasferire su un piatto da portata.

Servire la carne con la salsa di Chimichurri.

Informazioni nutrizionali per porzioni: Kcal: 320 Proteine: 34.7g, Carboidrati: 22.6g, Grassi: 8.2g

ULTERIORI TITOLI DELL'AUTORE

70 ricette efficaci per risolvere i tuoi problemi di sovrappeso: Bruciare i grassi velocemente per usare una dieta corretta e un'alimentazione intelligente.

Di

Joe Correa CSN

48 Ricette che risolvono i problemi di acne: Il percorsa veloce e naturale per aggiustare il tuo problema di acne in meno di 10 giorni!

Di

Joe Correa CSN

41 Ricette che prevengono l'Alzheimer: Riduci o elimina l'Alzheimer in 30 Days o meno!

Di

Joe Correa CSN

70 Ricette efficaci per il cancro al seno: Prevenire e combattere il cancro al seno con un'alimentazione intelligente e cibi efficaci

Di

Joe Correa CSN

www.ingramcontent.com/pod-product-compliance
Lightning Source LLC
Chambersburg PA
CBHW051031030426
42336CB00015B/2824